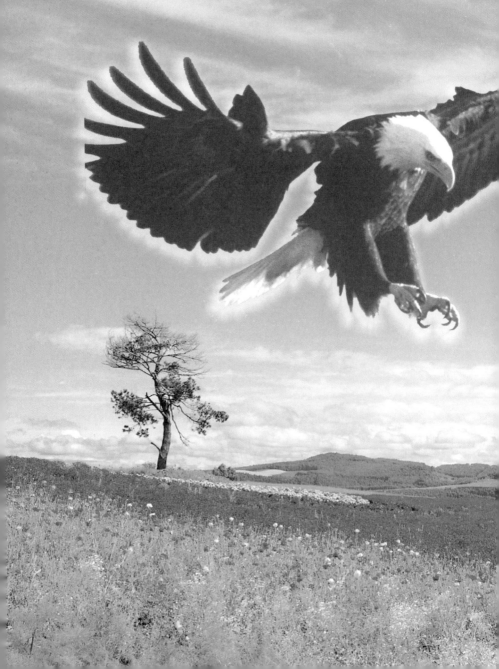

大展好書　好書大展
品嘗好書　冠群可期

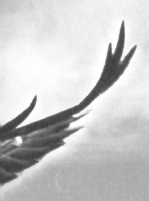

大展好書　好書大展
品嘗好書　冠群可期

導引養生功 1

# 疏筋壯骨功

## 第一套 ● 第二套

### 附教學光碟

## 張廣德◎著

大展出版社有限公司

國家圖書館出版品預行編目資料

疏筋壯骨功／張廣德　著
－初版－台北市：大展，2005【民94】
　　面；21公分－（導引養生功；1）
　　ISBN 957-468-350-8　（平裝：附影音光碟）
　　1.氣功

411.12　　　　　　　　　　　　　　93020534

北京體育大學出版社・北京體育大學音像出版社
授權中文繁體字版

# 疏筋壯骨功

ISBN 957-468-350-8

著　　者／張廣德
策劃編輯／青　山
發 行 人／蔡森明
出 版 者／大展出版社有限公司
社　　址／台北市北投區（石牌）致遠一路 2 段 12 巷 1 號
電　　話／(02)28236031・28236033・28233123
傳　　真／(02)28272069
郵政劃撥／01669551
網　　址／www.dah-jaan.com.tw
E-MAIL／service@dah-jaan.com.tw
登 記 證／局版台業字第 2171 號
承 印 者／弼聖彩色印刷有限公司
裝　　訂／協億印製廠股份有限公司
排 版 者／ERIC視覺藝術
初版 1 刷／2005 年（民94年）1 月

定價 350 元

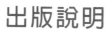 

# 出版說明

　　導引養生功是透過意識的運用、呼吸的控制和形體的調整，使身心健康優化的自我經絡鍛鍊方法。它是以人體各系統發病的病因、病理為依據，以中國醫學的整體觀念、陰陽五行、臟腑經絡、氣血理論和現代醫學有關理論為指導，把導引和養生、肢體鍛鍊和精神修養融為一體的經絡導引術，是人們通往身心健康、延年益壽的一門綜合性新學科。

　　導引養生功的關鍵技術是辯證施治，其創新點是對症練功，概括起來，具有五個大特點，即「五性」和「五結合」：① 功醫結合，對症施功，功到病除，具有針對性；② 中西的結合，醫理科學，辯證論治，具有哲理性；③ 練養結合，尤重養生，修身養性，具有全面性；④ 動靜結合，三調一體，形神共養，具有整體性；⑤神藝結合，動作優美，語言形象，音樂高雅，具有藝術性。被譽為武術運動的一個新發展，武術的金項鏈。

　　30 年來的推廣實踐和臨床應用均證明，人們無病時可用於預防，有病時可用於治療，病後又可用於康復。其術之簡易，其用之宏大，得到專家、學者的充分肯定和中國政府的正式承認，於 1992 年榮獲國家體育科學技術進步獎。

　　目前，《導引養生功》已經被翻譯為英、日、韓、意、德、法等六國文字出版，受到了國內外廣大朋友們的熱烈歡迎。

　　由於購買者頗多，為了滿足廣大導引養生功愛好者的需求，我社決定對張廣德先生所創《導引養生功》功法分卷修訂，與完整的教學光碟配套，重新出版。該書圖文並茂，彩色製版，圖像清晰，易學易練，很便於大家學習。

疏筋壯骨功

# 作者簡介

　　張廣德，男，字飛宇，號鶴齡燕人，1932 年 3 月生，河北省唐山人，教授，中華武林百傑，中國武術八段。

　　第一代武術研究生，曾任北京體育大學導引養生學研究室主任，中國高等教育學會導引養生學專業委員會會長，現任北京體育大學導引養生中心名譽主任。

　　1959 ～1963 年，先後畢業於北京體育學院（現北京體育大學）本科和研究生部。畢業後留校任教及從事科研工作。

　　40 多年來，在武術教學中，張教授以「摸規律、抓特點」為治學之本，培養了一批著名的武術人才；在研創養生太極體系中，以易學的哲理及中國醫學中的經絡學說、陰陽五行學說和氣血理論為指導，取得強身健體、防治一些慢性疾病的顯著效果；在創編導引養生功體系中，以系統性、科學性、實效性、藝術性和廣泛適用性等「五性」為宗旨，以易、醫、功、藝、美、樂「六位一體」為核心，筆觸嚴謹，銳意創新，得到了專家承認。在傳授養生太極和導引養生功時，以真心、熱心、耐心「三心」為原則，受到了群眾的熱烈歡迎。目前，該功已推廣到五大洲，據不完全統計，以導引養生功為媒介，有 60 多個國家和地區與我校有著密切交往。

　　張教授所創編的導引養生功，1992 年榮獲國家體育科學技術進步獎；1993 年張教授榮獲國務院頒發的「為高等教育事業做出突出貢獻」榮譽證書，並享有專家特殊津貼待遇；1996 年導引養生功首批被列為國家全民健身計劃推廣項目；1999 年國家體育總局又授予他體育科技榮譽獎；2002 年史康成校長代表北京體育大學再次授予他「在導引養生功的創編和推廣工作中作出了重要貢獻」的獎牌和證書等。

疏筋壯骨功

張教授在教研之餘有著書共 19 卷：《自律調節養生術》、《導引養生功‧功法卷（上）》、《導引養生功‧功法卷（下）》、《導引養生功‧功理卷》、《導引養生功‧養生卷》、《導引養生功‧答疑卷》、《養生太極掌（1）》、《養生太極掌（2）》、《養生太極掌（3）》、《養生太極劍（短袍）》、《導引養生‧形體詩韻》、《十四經脈圖解》、《導引養生功圖解》、《兒童意念健身功》、《擒拿百則》、《武術入門》、《導引養生功標準教程‧基礎篇》、《導引養生功標準教程‧強心篇》、《導引養生功—學校教材》等約 400 多萬字，發表導引養生功和武術、太極拳論文 20 餘篇。其中，多篇論著分別榮獲北京體育大學學術研討會、全國武術學會論文報告會、中國體育科學大會及亞洲體育科學討論會一等獎、二等獎和優秀獎。

張教授曾多次遠赴日本、法國、德國、澳大利亞、新加坡、荷蘭、比利時、奧地利、英國、葡萄牙、西班牙、義大利、美國等 10 多個國家講學，為弘揚中國養生文化，促進國際間友好往來和中西方文化交流做出了很大的貢獻。

張教授現雖已退休，但他退而未休，除了繼續在國內外普及、傳播中國養生文化外，還精心撰寫著「養生太極體系」中的《養生太極劍（長袍）》、《養生太極操》、《養生太極扇》、《養生太極刀》和導引養生功標準教程「益肺篇」、「補脾篇」、「固腎篇」等養生專著。

「欲明人者先自明」，是張教授教書生涯中崇尚的名言；「不爭春榮，笑迎秋霜」是他的人生追求。

疏筋壯骨功

# 編者寄語

健康長壽是每個人的美好願望。千百年來，不少醫家、養生學家都在尋求延年益壽的方法，積累了豐富的經驗和理念，為中華民族的繁衍和發展壯大作出了重大貢獻。

隨著社會的進步，經濟、文化的發展，人們的生存條件日益改善，物質文明和生活水準有了顯著提升，使人類的壽命明顯延長，全世界（包括我國在內）面臨著人口老齡化的挑戰。目前，健康已成為現代人的第一需要。

什麼是健康呢？在過去很長的時間裏，人們一直認為「不生病就是健康」。然而，錯了！實際上健康並非無病，無病也不等於健康。世界衛生組織（ＷＨＯ）給健康下了這樣的定義：「健康不僅是不生病，而且是身體上、生理上和社會適應上的完好狀態。」這就告訴我們，健康不單純是指生理健康，還包括心理健康和對複雜社會的良好適應能力。

還有一組數據值得注意，經專家研究、統計發現，目前健康人群只佔 15％，疾病人群佔 15％，有 70％ 左右人群屬於第三狀態，即亞健康狀態（包括所有人群）。由於中老年人隨著年齡的增長，身體中的各種「零件」已逐漸老化了，抵抗力降低了，在 70％ 的亞健康人群中，其比例佔了多數。這就給我們每個人、特別是中老年人，提出了新課題，即是在新的環境下如何保持健康、獲得長壽？

我們知道，所謂的亞健康狀態是健康與疾病兩者之間的過渡狀態，也可稱為「轉機期」。這個「轉機期」具有雙重性，一種是向穩定、積極、良好的方向轉化，稱為「生機」，使身體由弱變強、使病患者得以康復。一種是向異常、消極、不好的方面發展，稱為「殺機」，變身體機能越來越弱、疾病日趨嚴重，甚至危及生命。

疏筋壯骨功

　　導引養生功體系的編創，考慮了「第三狀態」對人體健康發展、轉歸的雙重性，體現世界衛生組織關於健康新概念的精神：系統地貫徹了身心共同健康的原則，響應和遵循著 2000 年 8 月中共中央、國務院作出的《關於加強老齡工作的決定》精神，試圖為廣大群眾提供一個身心共同健康的「舞臺」，為辛勤工作了大半輩的老年朋友奉獻一份愛心，同時，也使得筆者有機會和大家一起美化「夕陽」，共享晚年之樂，這是我多年來的心願。

　　期望導引養生功的愛好者、參與者們，身體力行，建立科學的生活方式，養成良好衛生習慣，努力培養「自我保健」意識，健康長壽，活過百歲，盡享天年，指日可待。正如南北朝時陶弘景所說：「我命在我不在天」（《養性延命錄》）。也正如三國時期曹操所言「盈縮之期，不但在天，養怡之福，可得永年」。

　　最後，衷心地祝願大家身心健康，學習成功！


張廣德

# 目　錄

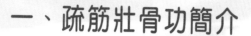
疏筋壯骨功

# 一、疏筋壯骨功簡介

「疏筋壯骨功」是一套提高骨骼、肌肉系統機能和預防治療頸、肩、腰、腿痛，筋力衰弱，不能屈伸，肌肉失養，逐漸消瘦，腰背酸楚，骨弱無力等運動系統疾病的經絡導引動功。近幾年來，用「疏筋壯骨功」為治療手段，對 208 例患有不同程度頸、肩、腰、腿痛的病人，做了療效觀察，證明有明顯效果。

# 二、疏筋壯骨功的特點

### 1.動作舒鬆　幅度宜大

在練習「疏筋壯骨功」時，要求每個動作，包括每個動作的每一拍，都應舒展大方，不僵不拘，使參加該動作的關節活動範圍盡可能增大，肌肉盡可能的舒展，以求鬆解黏連，滑利關節之效。

### 2.鬆緊結合　緩慢用力

「鬆」就是指全身各部高度放鬆，「緊」就是指練習「疏筋壯骨功」時適當用力，而且要求要緩慢進行。「鬆緊結合」是「疏筋壯骨功」的顯著特點之一，但它與「舒心平血功」等其他幾套功的「鬆緊結合」截然不同。「舒心平血功」要求「鬆緊結合、鬆貫始末」，「鬆」是根本、「緊」是一瞬。「疏筋壯骨功」則要求鬆緊結合，「緊」寓其中，鬆緊各半。

| 小知識 | 凡一日飲食之毒，積於齒縫，當於每晚刷洗，則污垢盡去，齒自不壞。<br>——《壽世保元》 |
|---|---|

疏筋壯骨功

它有助於解除肌肉軟組織的黏連，滑利關節，減少疼痛；有助於鍛鍊身體的薄弱環節，增強體質，減少急性損傷；有助於暢通和平衡足少陰腎經，足太陰脾經及足陽明胃經等，從而防治腰背酸楚，骨弱無力，肌肉消瘦，筋骨衰弱等病症。

### 3.玩意隨形變　意綿形堅

練習「疏筋壯骨功」要求動作（形）要有力，意念綿綿，姿勢不同，守穴各異。如：第一式「頸項爭力」意守大椎穴（屬督脈穴第七頸椎棘突下）；第二式「腦後推碑」意守肩井穴（屬足少陽膽經穴，在大椎與肩峰連線中點，天髎之前，肩部的最高點）；第三式「犀牛望月」、第四式「躬身撣靴」意守命門（位於第二腰椎棘突下）；第五式「仙鶴揉膝」意守鶴頂（屬奇穴，在髕骨上緣正中凹陷處）；第六式「雙龍戲水」意守湧泉（屬足少陰腎經穴，在足底心，當屈足卷趾時呈現凹陷處）；第七式「鳳凰旋窩」，第八式「金雞報曉」意守丹田（臍下 1.5 寸，氣海穴附近）。

這是因做不同的動作，有不同的療效，意守不同的穴位，有不同的作用。如：「頸項爭力」這個動作，主要的是防治頸項部疾病的，故意守大椎穴；「腦後推碑」這個動作，主要是防治肩、肘、腕等臂部疾病的，故意守肩井穴。

小知識

穀氣勝元氣，其人肥而不壽；元氣勝穀氣，其人瘦而壽。養性之術，常使穀氣少，則病不至矣。
————《物理論》

當少飲食，飲食多則氣逆、百脈閉，百脈閉則氣不行，氣不行則生病。　————《養性延命錄》

元氣勝病為易治；病勝元氣為難治。
————《溫疫論》

疏筋壯骨功

### 4.著重轉體　尤重躬身

　　大幅度的轉體和躬身動作，是「疏筋壯骨功」的突出特點。如：「腦後推碑」，「犀牛望月」，「雙龍戲水」，「鳳凰旋窩」都屬於轉體動作。一般說來，轉體越充分，療效就越好。

　　「躬身撣靴」屬於躬身性動作，一般說來，躬身越充分，作用就越大。全套功法八個姿勢中，有五個姿勢強調轉體和躬身，可見轉體和躬身之重要。

　　「著重轉體，尤重躬身」的特點，除了能有效地分解黏連的軟組織，增強身體中薄弱環節的力量，舒鬆僵硬的關節、肌肉外，從中醫的角度來看，還有助於暢通督脈和足少陰腎經，足厥陰肝經，從而起到固腎健腰，舒肝養筋，健脾營肌的作用。

### 5.強調蹲起　更重膝旋

　　膝關節的蹲起和旋轉，是「疏筋壯骨功」的主要部分，也是防治胯、膝、踝損傷的重要功段。經常做此練習，可以加強對足三陰經原穴的刺激，開啟內氣正常運行，取得防治胯痛、膝痛、踝腫的療效。

小知識

　　腎精人之寶，不可輕放跑，惜精即惜命，精固人難老。
　　　　　　　　　　　　　　　　——《養生壽老集》
　　志意和則精神專直，魂魄不散，悔怒不起，五臟不受邪矣。
　　　　　　　　　　　　　　　　——《黃帝內經》
　　胃中乾而欲飲，飲必喜冷而能多；膀胱蓄水而欲飲，飲必吐水而不多。
　　　　　　　　　　　　　　　　——《重訂通俗傷寒論》

## 三、疏筋壯骨功（第一套）功法

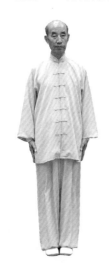
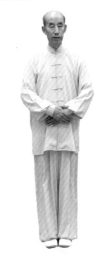
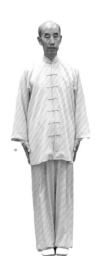

**功前準備：**

　　併步站立，周身放鬆，氣定神斂，思想集中，怡然自得，準備練功。

**默念練功口訣：**

　　夜闌人靜萬慮拋，意守丹田封七竅。
　　呼吸徐緩搭鵲橋，身輕如燕飄雲霄。

**要點提示：**

　　1.兩手疊於丹田，男、女均左手在裏。
　　2.默念完畢，將兩手垂於體側；眼平視前方。

| 小知識 | 北方生寒，寒生水，水生鹹，鹹生腎，腎生骨髓，髓生肝。腎主耳。 ——《陰陽應象大論》 |
|---|---|

*疏筋壯骨功*

*第一套*

# 第一式　頸項爭力

　　兩腳併立，身體中正，兩手插腰，大拇指在後，拇指腹按在腎俞穴上（屬足太陽膀胱經穴，位於第二腰椎棘突下，左右旁開 1.5 寸）其餘四指按壓於腹側；眼平視前方。

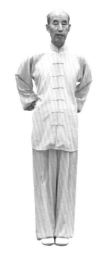
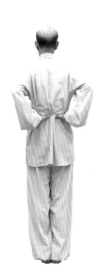

疏筋壯骨功

第一套

| 名稱內涵 | |
| --- | --- |
| 頸項爭力 | 　　脖子之前為頸；後面為項。它們共同支撐著頭部，在關節的協同下，能使頭部左右旋轉。<br>　　爭力，是指左右旋轉頭部時，頸項部的肌肉、韌帶、皮膚等部位相對用力，使位於第七頸椎棘突下之大椎穴和旁開大椎穴 0.5 寸的定喘穴產生良性刺激。從而宣肺平喘、益氣通陽，並使頸項部的肌肉放鬆，氣血周流，大腦供氧充足。 |

第一套

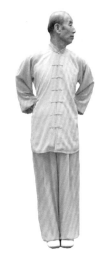

第一個八拍：

1.隨著吸氣，提肛調襠；兩腳不動，頭向左轉至最大限度後，下頦再向左側探伸；同時，兩手放鬆；眼看左側。

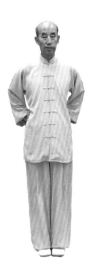

2.隨著呼氣，鬆腹鬆肛；兩腳不動，將頭向右轉正，兩拇指腹同時按點腎俞穴，還原成預備勢；眼平視前方。

3～4同1～2，唯頭向右轉做動作。

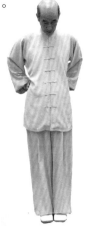

5.（吸氣或自然呼吸）提肛調襠；將頭慢慢低垂至最大限度，下頦觸及胸骨後，再往下探伸；同時，兩手放鬆；眼看大地。

| 小知識 | 明情發於中而行於外，則知喜怒哀樂寧不傷人？故不擾者神不疲，神不疲則氣不亂，氣不亂則身泰壽延矣。<br>——《保生要錄》 |
| --- | --- |

疏筋壯骨功

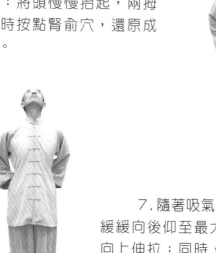

6.（呼氣或自然呼吸）鬆腹鬆肛：將頭慢慢抬起，兩拇指腹同時按點腎俞穴，還原成預備勢。

第一套

7.隨著吸氣，提肛調襠：將頭緩緩向後仰至最大限度後，下頦再向上伸拉；同時，兩手放鬆；仰面觀天。

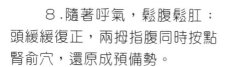

8.隨著呼氣，鬆腹鬆肛：頭緩緩復正，兩拇指腹同時按點腎俞穴，還原成預備勢。

小知識　　南方生熱，熱生火，火生苦，苦生心，心生血，血生脾。心主舌。　　——《黃帝內經·陰陽應象大論》

第二個八拍與第一個八拍動作相同。

第三個八拍從頭低垂起，做順時針方向（頭部先向右）繞環，每四拍繞轉一周，繞轉時好像有繩子向外牽拉頭頂百會穴（屬督脈穴，在頭正中線與兩耳尖連線交叉點）一般。

第四個八拍同第三個八拍，唯頭部做逆時針方向繞環。

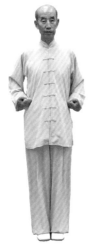

練功次數：

① 共做四個8拍，第四個8拍的第8拍，兩手握拳抱於腰側，拳心向上，中衝穴點勞宮穴。

② 可做兩個8拍。其做法是：第一個8拍同前；第二個8拍之前4拍，由右向左旋轉一周；後4拍，由左向右旋轉一周。

要點提示：

1. 轉頭、低頭、仰頭和繞轉頭部時，上體要正直，做到轉頭不轉體。

2. 整個動作頸部要放鬆，兩肩要下沈，五趾抓地。

3. 意守大椎穴。

4. 如果呼氣按點腎俞與動作不好配合時，可兩手拇指腹一直點按腎俞不動。

5. 頭部繞轉兩周後，要將頭豎直，再從頭部低垂開始向相反方向繞轉頭部兩周。

| 小知識 | 視過損明，語過損氣，思過損神，欲過損精，謂之四損。 |
|---|---|
| | ——《萬氏家傳養生四要》 |

# 第二式　腦後推碑

　　1.隨著吸氣，提肛調襠；向左轉體，右臂外旋，右掌背貼身向左肩處插伸，接著左肩後移，右臂內旋，右掌向左側橫推，臂自然伸直，掌心朝下，力點達於小指側；同時，左肘尖向左後方頂勁使身體盡可能左轉；眼看右掌。

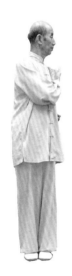
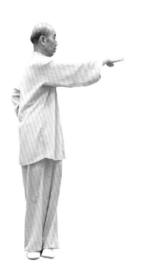

| 腦後推碑　名稱內涵 |
| --- |

　　腦後：具體指枕骨正中，玉枕骨之後。分別是足太陽膀胱經和足少陽膽經經過之處。
　　推：向外用力使物體順著用力的方向移動。
　　碑：刻著文字或圖畫，豎起來作為紀念物的石頭。一般來說，比較穩固結實。
　　疏筋壯骨功中的「腦後推碑」，即是指左右手從腦後向兩側逐漸加力推出，但要做到「緊而不僵」。

疏筋壯骨功

疏筋壯骨功

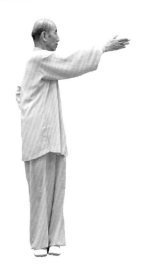

2.隨著呼氣，鬆腹鬆肛：右臂外旋，右腕稍上提使掌心朝身後，掌指略下垂；眼看右掌。

動作不停，上體緩緩向右轉正，右掌經左肩，腦後向右運行，掌背貼於腦後偏右處；眼平視前方。

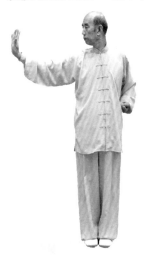

3.隨著吸氣，提肛調襠；右臂內旋、沈肩、伸肘、坐腕、翹指使右掌從腦後經右肩上方成立掌向右側平推，掌心朝右，臂自然伸直；眼看右掌。

第一套

小知識　　　大實非大攻不足以蕩邪；大虛非大補不足以奪命。
　　　　　　　　　　　　　　　　　　　　　——《景岳全書》

疏筋壯骨功

4.隨著呼氣，鬆腹鬆肛：
右掌弧形下落握拳收於腰側，拳
心朝上，中衝穴點摳勞宮穴；眼
平視前方。

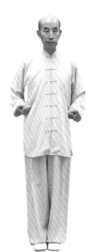

第一套

5～8同1～4，唯身體向右轉，左右手交換做動作。
練功次數：共做二個8拍。
要點提示：
　　1.推掌時上體正直，緩慢用力，切勿前傾、歪身，掌
向腦後運行時弧度宜小，且不要低頭。
　　2.握拳於腰側時，中衝穴摳勞宮穴。
　　3.意守肩井穴。

| 小知識 | 五癆雖分五臟，宜重脾腎二經。<br>　　腎虛而脾未虛者，補腎為先；腎虛而脾亦虛者，補脾為急，滋陰之藥切不可用，清涼之味斷不可投。<br>　　　　　　　　　　　　　　——《醫法心傳》 |
|---|---|

疏筋壯骨功

第一套

# 第三式　犀牛望月

1．隨著吸氣，提肛調襠；重心移到右腳，右腿彎屈；左腳跟提起，繼而左腳開一大步，腳尖朝正前方；同時，兩臂內旋，兩拳變掌下按後撐，不停，重心移至左腳，左腿彎屈，右腿伸直；同時，兩臂繼續內旋，兩掌由坐腕隨之放鬆分別向兩側偏後弧形擺起；眼向前平視。

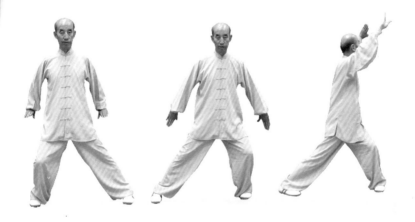

2．隨著呼氣，鬆腹鬆肛；以右腳掌為軸，腳跟外蹬，上體左轉，右腿伸直，左腿彎屈；同時，兩掌分別向兩、向上擺起，停於頭的前側上方，兩臂成弧形，掌心朝斜上方，掌指相對；眼向左後上方看，呈望月狀。

| 名稱內涵 犀牛望月 | 犀牛，屬哺乳綱，犀科，頸短、體粗大、轉頭不便。古代傳說，犀牛角有白紋，感應靈敏，所以稱犀牛角為「靈犀」。唐代李商隱詩句：「心有靈犀一點通。」比喻心領神會，感情共鳴。<br>　　疏筋壯骨功中的「犀牛望月」，是借用犀牛轉頸旋腰之動作，以疏鬆頸項部和腰背部的肌肉，從而暢通氣血、通經活絡，有助於緩解和防治肩、肘、腕、頸、背、腰等部位的疼痛。 |
| --- | --- |

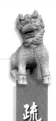

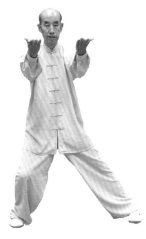

3.隨著吸氣，提肛調襠；身體向右轉正，將重心移至右腳，右腿半蹲，左腿伸直，腳尖朝向前；同時，兩臂外旋，兩掌弧形擺至胸前，臂自然伸直，掌心朝上，掌指朝前，兩掌之間距離與肩同寬；眼兼視兩掌。

疏筋壯骨功

4.隨著呼氣，鬆腹鬆肛；左腳向右腳併攏，兩腿由屈徐緩伸直；同時，兩掌握拳收於腰側，中衝穴點摳勞宮穴，拳心朝上；眼平視前方。

5～8同1～4，唯右腳向右側開步，身體右轉做動作。

**練功次數：**共做二個8拍。

**要點提示：**

1.轉腰幅度宜大，髖胯下沉，前腿前跪（指向起勢方向），後腿蹬直，後腳跟不要離地。

2.兩掌握拳時，中衝穴點摳勞宮穴。

3.兩臂旋轉幅度宜大，速度均勻，切勿端肩、忽快忽慢。

4.意守命門穴。

第一套

| 小知識 | 素實者而有一時之虛，則暫理其虛；素虛者而有一時之實，則微解其實。　　　　　　——《醫徹》 |
|---|---|

疏筋壯骨功

# 第四式　躬身撣靴

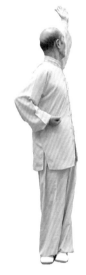

1.隨著吸氣，提肛調襠；身體儘量左轉，展胸挺腹；同時，左拳變掌隨轉體向下，向身後、向上劃弧，臂儘量伸直；眼看左掌。

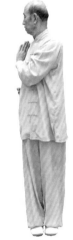

繼而身體儘量右轉，左掌隨轉體落於右胸前（拇指背和食指橈側面貼胸），屈肘蹺指；眼看左掌。

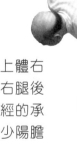

2.隨著呼氣，鬆腹鬆肛；上體右側屈，兩腿伸直，左掌稍外旋從右腿後面摩運下行，指腹沿足太陽膀胱經的承扶、委中、跗陽等穴，掌心沿足少陽膽經的環跳、風市、陽陵泉、懸鍾等穴達於腳跟。

名稱內涵
躬身撣靴

躬身，指身體向前彎屈，似鞠躬。人體前躬時，可作用於腰部和貫脊屬腎的督脈，而腰為腎府，乃腎之精氣所濡養之所，根據陰陽學說可知，腎與膀胱相表裏，而膀胱經又經過腰部，此外，督、沖、帶諸脈亦分佈於腰部。
因此，經常練習疏筋壯骨功中的「躬身撣靴」，可收到補腎壯腰、固攝膀胱、調和氣血、健腦增智的效果。

繼而身體左轉，臂內旋使掌心經腳面摩運至左腳外側，然後臂外旋握拳，拳心朝前呈撑靴狀；眼睛餘光看左拳。

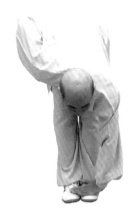
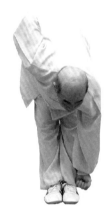

3.隨著吸氣，提肛調襠；上體徐徐直起，左拳提至左膝關節處；將頭抬起。

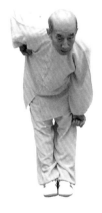

| 小知識 | 實證而攻之過甚，宜峻補以挽之；虛證而補之太驟，宜平劑以調之。 　　　　　　　　　　　　　　——《醫徹》 |
|---|---|

疏筋壯骨功

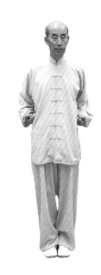

　　4.隨著呼氣，鬆腹鬆肛；身體直立，左拳收於腰側，拳心朝上，中衝穴點摳勞宮穴；眼平視前方。

　　5～8同1～4，唯身體右轉，右拳變掌做動作。

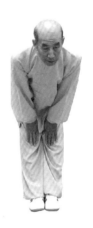

練功次數：

　　共做二個8拍，最後一個8拍的第8拍，兩拳同時變掌分別扶在兩膝鶴頂穴上，兩腿伸直；眼看前下方。

要點提示：

　　1.意守命門。

　　2.身體儘量舒展，後仰和前俯幅度宜大，躬身撐靴時兩腿伸直。但初學者和病患者宜逐漸加大難度。

　　3.嚴重高血壓病患者禁練此勢。

| 小知識 | 　　實證久而似虛，其中有實，不任受補；虛證發而似實，其原本虛，不任受克。　　　　　　　　　　——《醫徹》 |

# 第五式　仙鶴揉膝

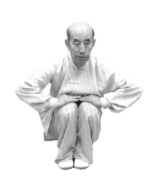

　　1.隨著吸氣，提肛調襠；兩腿全蹲；同時，兩掌內旋，勞宮穴捻揉鶴頂穴，使掌指相對，兩肘彎屈；眼平視前方。

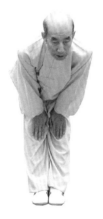

　　2.隨著呼氣，鬆腹鬆肛；兩腿徐緩伸直；同時，兩掌隨兩臂外旋，勞宮穴捻揉鶴頂穴；眼看前下方。

　　3、5、7同1；4、6、8同2。

| 仙鶴揉膝 名稱內涵 | 　　鶴，為涉禽類，鶴科動物。鶴，為長壽之仙禽，具有仙風道骨。在中國歷來被視為羽族之長。《淮南子》載：「鶴壽千歲，以極其遊。」故後世常以「鶴壽」、「鶴齡」、「鶴算」等作為祝壽之詞。<br>　　揉膝，是指習練者有節奏地捻揉膝頂部之鶴頂穴，以增強膝關節力量、柔韌性和防治膝關節疾患的效果。 |

**疏筋壯骨功**

**第一套**

第二個8拍：兩腿由內向外轉膝，兩掌勞宮穴捻揉鶴頂穴。

1、3、5、7轉膝，兩腿彎屈；2、4、6、8兩腿伸直，兩掌向後按鶴頂穴；眼看前下方（圖略）。

第三個8拍：同第二個8拍，唯兩腿由外向內轉膝，兩掌勞宮穴捻揉鶴頂穴。

1、3、5、7轉膝，兩腿彎屈，2、4、6、8兩腿伸直，兩掌向後按鶴頂穴；眼看前下方（圖略）。

第四個8拍：前四拍兩膝併緊做順時針方向轉膝，每兩拍轉膝一周；後四拍兩膝併緊做逆時針轉膝，每兩拍轉膝一周。每轉膝一周均有一個直腿、屈膝、旋轉、伸膝的過程。

練功次數：

① 可以做四個8拍，最後一個8拍的第8拍，身體直立，兩掌握拳抱於腰側，拳心向上；眼平視前方。

② 可以做兩個8拍，其做法是：第一個8拍同前；第二個8拍之前四拍，雙膝同向由左向右旋轉二周；後四拍由右向左旋轉二周。

要點提示：

1.意在鶴頂，自然呼吸（或單數拍節時，吸氣，提肛調襠；雙數拍節時，呼氣，鬆腹鬆肛）。

2.下蹲時兩腿併攏，腳跟不得離地，臀部緊貼小腿後側。

| 小知識 | 西方生燥，燥生金，金生辛，辛生肺，肺生皮毛，皮毛生腎。肺主鼻。 |
| --- | --- |
| | ——《陰陽應象大論》 |

疏筋壯骨功

3.轉膝時幅度宜適中，動作緩慢柔和，以稍有倦意為度。

4.兩掌握拳時，中衝穴摳勞宮穴。

5.整個動作不得低頭。

# 第六式　雙龍戲水

1.隨著吸氣，提肛調襠：重心移至右腳，右腳半蹲，左腳跟提起，左腳向左開一大步（約當於本人的三隻腳長），繼而重心移到兩腳中間，兩腿伸直；同時，兩拳從腰側經胸前向上沖出，拳心向裏，當兩拳沖至面前時，兩臂內旋使拳心朝外，繼續向上，向兩側運行至頭的左右前側方；眼平視前方。

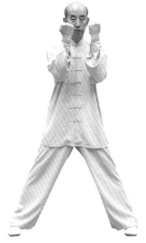

第一套

| 名稱內涵 雙龍戲水 | 傳說，龍是一種性情良好，溫和仁慈的神物，與鳳、龜、麟合稱「四靈」。在古代一般將有鱗之龍稱為蛟龍。<br>　　疏筋壯骨功中的「雙龍戲水」，是借用踴躍於淵的蛟龍，其身軀變化多端，上下紛飛，以達疏筋壯骨，暢通經絡，提高髖、膝、踝的靈活性及發展下肢力量。 |
| --- | --- |

疏筋壯骨功

第一套

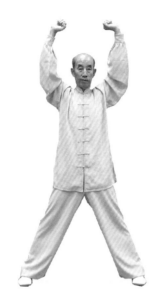

2．隨著呼氣，鬆腹鬆肛；兩腿下蹲成馬步，上體正直；同時，兩拳分別向兩側快速向下捶擊環跳穴，捶擊時高喊「嘿」字；眼平視前方。

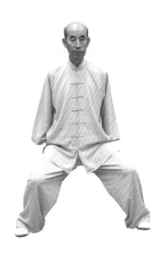

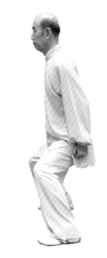

小知識　　　二虛一實也，兼其實，開其一面也；二實一虛者，兼其虛，防生不測也。
　　　　　　　　　　　　　　　　　　　　　——《醫學舉要》

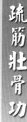

疏筋壯骨功

3．隨著吸氣，提肛調
襠：兩臂放鬆，兩腿徐緩伸
直，同時，兩拳變掌，掌心
朝下，分別向兩側，向上弧
形擺起，當擺至與肩平時，
兩臂外旋使掌心朝上；眼平
視前方。

第一套

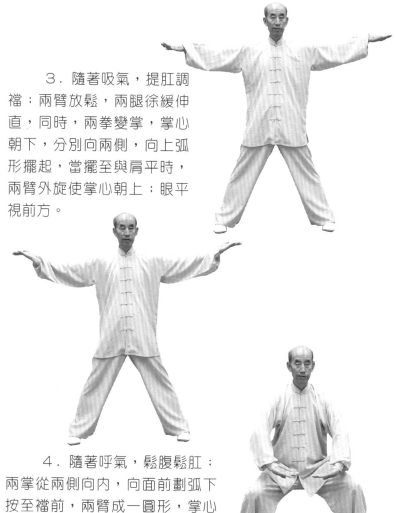

4．隨著呼氣，鬆腹鬆肛：
兩掌從兩側向內，向面前劃弧下
按至襠前，兩臂成一圓形，掌心
朝下，掌指相對；同時，兩腿下
蹲成馬步，上體正直；眼平視前
方。

| 小知識 | 實而誤補，固必增疾，尚可挽回；虛而誤攻，元氣立脫，莫可挽救。 |
|---|---|
| | 　　　　　　　　　　　　　　　　　　　—— 《士材三書》 |

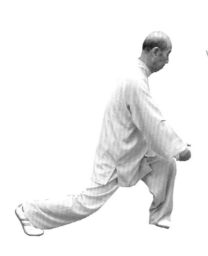

疏筋壯骨功

第一套

5.隨著吸氣，提肛調襠：兩掌隨著兩臂內旋相靠於小腹前，繼而，左腳不動，以右腳掌為軸，右腳跟提起外旋後蹬，身體向左轉動90度，上體正直：同時，兩掌背相靠上提至胸前，掌指朝下，兩肘彎屈：眼看兩腕頂部。

6.隨著呼氣，鬆腹鬆肛：兩掌依次卷屈，將指尖彈出後分別向兩側、向下於小腿前抄掌，兩臂成一圓形，掌心朝上，掌指相對：同時，右腿彎屈下跪（膝不觸地），上體微前傾：眼看兩掌。

| 小知識 | 陰得寒而愈消，脾得寒而愈敗。 |
| --- | --- |
| | ——《紅爐點雪》 |

7.隨著吸氣，提肛調襠；身體稍直起；同時，兩臂內旋上提至胸前使掌背相靠，掌心朝外，掌指朝下。

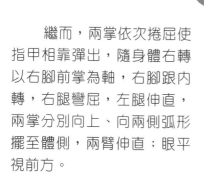

　　繼而，兩掌依次捲屈使指甲相靠彈出，隨身體右轉以右腳前掌為軸，右腳跟內轉，右腿彎屈，左腿伸直，兩掌分別向上、向兩側弧形擺至體側，兩臂伸直；眼平視前方。

| 小知識 | 千古滋陰皆誤解，太陰脾土要扶持。 |
|---|---|
| | ——《醫學實在易》 |

疏筋壯骨功

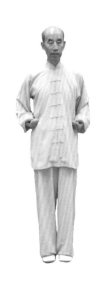

8.隨著呼氣，鬆腹鬆肛；左腳向右腳併攏，兩腿由屈逐漸伸直；同時，兩掌握拳收於腰側，中衝穴點勞宮穴；眼平視前方。

第二個八拍同第一個8拍，唯右腳向右側開步做動作。

練功次數：共做二個8拍。

要點提示：

1.意守湧泉。

2.兩臂放鬆，兩拳捶叩環跳穴力量宜大，發「嘿」聲用丹田之氣猛力喊出；也可以不發聲。

3.馬步按掌時，上體正直，切勿前傾。馬步也不要跪膝、展膝和靠膝。

4.做第5、6、7拍時，轉腰、切胯、沈髖宜充分，上下肢協調一致。

第一套

| 小知識 | 陽虛者，宜補而兼暖，桂、附、乾薑之屬是也；陰虛者，宜補而兼清，門冬、芍藥、生地之屬是也。<br>——《景岳全書》 |
| --- | --- |

# 第七式　鳳凰旋窩

1.隨著吸氣，提肛調襠；重心移至右腳，右腿半蹲，隨身體左轉 90 度，左腳向左側開步，腳尖外擺落地；同時，兩臂內旋下沈，兩拳變掌向後弧形坐腕撐出，掌心朝後；眼向前平視。

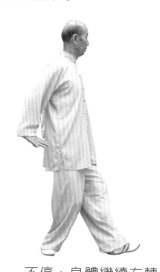

不停，身體繼續左轉，左腳繼續外擺，重心移至左腳，右腳跟提起，兩腿自然伸直；同時，右掌貼身由下向上擺至頭的右側上方，臂伸直；左掌也隨轉體伸向左後下方，臂內旋伸直；眼看右掌。

疏筋壯骨功

第一套

名稱內涵　鳳凰旋窩

鳳，古代傳說中的一種瑞鳥，鳳凰的簡稱。是四靈之一，百禽之王。其形據《爾雅‧釋鳥》郭璞注：「雞頭、蛇頸、燕頷、龜背、魚尾、五彩色，高六尺許。」《孟子‧公孫醜上》：「鳳凰之於飛鳥」。《史記‧日者列傳》：「鳳凰不與燕雀為群」。

疏筋壯骨功中的「鳳凰旋窩」，是借用鳳凰其起落飛翔之舞姿，來體現習練者兩腿交叉下蹲成盤根步的優美之形。

導引養生功

疏筋壯骨功

2.隨著呼氣，鬆腹鬆肛；兩腿下蹲成盤根步；同時，兩臂外旋使掌心朝上，右掌高於肩，左掌高與胯平，左小臂平行地面；兩掌勞宮穴相對；眼看左掌。

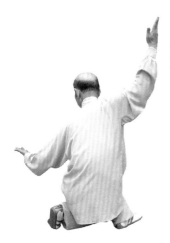

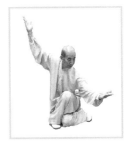

3.隨著吸氣，提肛調襠；兩掌中指腹分別按點在翳風穴處（屬手少陽三焦經穴，在耳垂後乳突和下頜骨之間凹陷處），繼而以右、左腳掌先後以軸向右轉體，重心移至右腳，左腿伸直；眼平視前方。

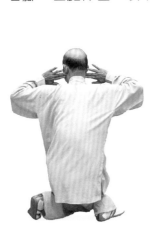

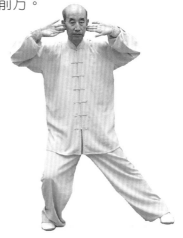

小知識　　氣因精而虛者，自當補精以化氣；精因氣而虛者，自當補氣以生精。
　　　　　　　　　　　　　　　　　　──《景岳全書》

第一套

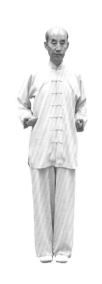

4.隨著呼氣，鬆腹鬆肛；左腳向右腳併攏，隨之兩腿由屈逐漸伸直，同時，兩掌向兩側劃弧收於腰側握拳，中衝穴點勞宮穴；眼平視前方。

5～8同1～4，唯右腳向右側開步，左右手交換做動作。

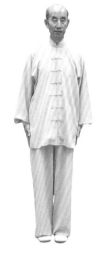

練功次數：

共做二個8拍，最後一個8拍的第8拍還原成併步站立勢，兩掌從兩側收至腿側，掌指朝下；眼平視前方。

要點提示：

1.成盤根步時，兩腿靠緊，前腳尖外擺，臀部坐在兩腳之間。初學者和體弱多病者也可做成歇步。

2.手隨身轉，上下肢協調一致。

3.意守丹田。

| 小知識 | 氣虛者，宜補其上；人參、黃芪之屬是也；精虛者，宜補其下；熟地、枸杞之屬是也。 ——《景岳全書》 |

疏筋壯骨功

第一套

疏筋壯骨功

# 第八式　金雞報曉

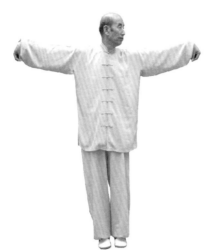

1.隨著吸氣，提肛調襠；百會（屬督脈穴，位於頭頂正中線，兩耳尖連線之交叉點）上頂，兩腿伸直，腳跟提起；同時，兩掌逐漸變為勾手分別向兩側、向上擺起，兩臂伸直，兩手與肩同高；眼看左勾手。

2.隨著呼氣，鬆腹鬆肛；腳跟落地，兩腿下蹲，兩膝相靠；同時，兩勾手變掌下按，兩臂自然伸直，兩掌弧形落於體側，掌心朝下，掌指朝外；眼平視前方。

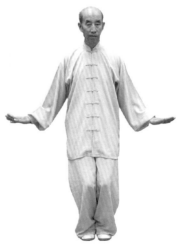

第一套

| 金雞報曉 名稱內涵 | 　根據韓振峰等人主編的《中國民間吉祥叢書》云：「雞，即錦雞，雄雞。據說，雄雞有五德：頭頂紅冠，文也；腳踩斗距，武也；見敵能鬥，勇也；找到食物能召喚其他雞來吃，仁也；每天準時鳴叫向世人報告時辰，信也。」故得名。 |
| --- | --- |

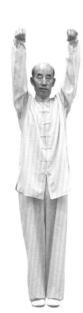

3.隨著吸氣，提肛調襠；右腿伸直，左腿屈膝後伸，腳面繃平，腳底朝上（或兩腿伸直）；同時，兩臂內旋，兩掌向內劃弧至腹前時變成勾手，直臂向前、向上提至頭的前側上方，勾尖朝下，身體成反弓形（成兩腿伸直時，做到舒胸直背即可）；眼看前方，恰似金雞報曉。

4.隨著呼氣，鬆腹鬆肛；左腳下落與右腳併攏，隨之兩腿半蹲；同時，兩勾手變掌下按於胯旁，掌心朝下，掌指朝前；眼平視前方。

5～8同1～4，唯左右交換做動作。

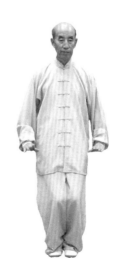

| 小知識 | 陽虛多寒者，宜補以甘溫，而清潤之品非所宜；陰虛多熱者，宜補以甘涼，而辛燥之類不可用。 |
| --- | --- |
| | ——《景岳全書》 |

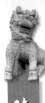

疏筋壯骨功

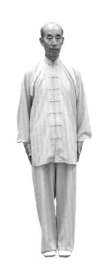 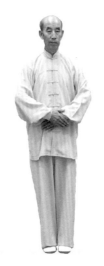 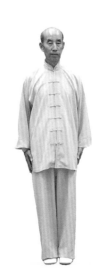

**練功次數：**

　　一共做二個8拍，最後一個8拍的第8拍，兩腿由屈緩緩伸直；同時，兩掌垂於體側，繼而疊於丹田，男性左手在裏，女性右手在裏，稍停片刻後，將兩手垂於體側成併步站立勢。

**要點提示：**

　　1.意守丹田。

　　2.上下肢協調一致，輕鬆柔和，動作與呼吸緊密配合。

　　3.成獨立勢時，支撐腳五趾抓地。

　　4.兩腳併攏，兩腿伸直；兩勾手屈腕上提時，要舒胸展體。

| 小知識 | 　　陽失陰而離者，非補陰何以收散亡之氣；水失火而敗者，非補火何以蘇垂絕之陰。　　　　——《景岳全書》 |
| --- | --- |

# 四、疏筋壯骨功（第二套）功法

**功前準備：**

　　併步站立，周身放鬆，氣定神斂，思想集中，怡然自得，準備練功：眼平視前方。

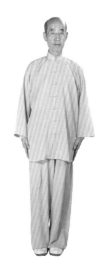

**默念練功口訣：**

　　夜闌人靜萬慮拋，意守丹田封七竅。
　　呼吸徐緩搭鵲橋，身輕如燕飄雲霄。

| 小知識 | 何謂局部取穴？<br>　　局部取穴是根據所有穴位能治療其所在部位的疾病，以及有些穴位可以治療其附近器官和組織的疾病的特點，在某一部位發生疾病時，就可以取其局部或鄰近的穴位進行治療。如：肘痛取曲池、膝痛取膝眼等。<br>　　　　　　　　　　　　　　──《針灸學講義》 |
| --- | --- |

疏筋壯骨功

第二套

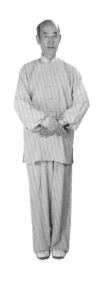

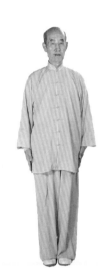

要點提示：
　　1.兩手疊於丹田，男、女均左手在裏。
　　2.默念完畢，將兩手垂於體側；眼平視前方。

小知識

　　關於天干地支的陰陽：
　　天干地支各有陰陽所屬。天干中甲、丙、戊、庚、壬為陽干；乙、丁、己、辛、癸為陰干。
　　地支中子、寅、辰、午、申、戌為陽支；丑、卯、巳、未、酉、亥為陰支。

# 第一式　步步登高

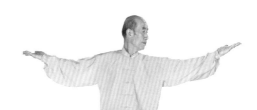

1.隨著吸氣，提肛調
襠，兩腳併攏，兩腿伸直，
重心稍前移；同時，兩臂外
旋，兩掌側擺至與肩平，掌
心朝上；眼平視左前方。

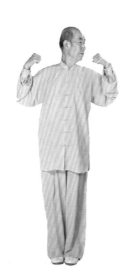

隨著呼氣，鬆腹鬆肛；
兩掌握拳收於肩上，兩肘下
沈，拳心朝下，手腕向手心
方向彎屈；眼向左側平視。

| 名稱內涵 步步登高 | 　「步步登高」，其意與「平步青雲」相似。比喻很順利地一步一步往上升，或升至高位，或功業彪炳等。<br>　該處是指透過練習，功夫一天一天地長進，體弱變成身強，疾病亦明顯好轉。 |
| --- | --- |

疏筋壯骨功

第二套

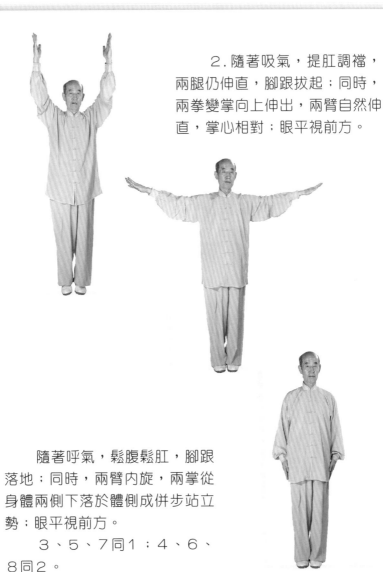

2. 隨著吸氣，提肛調襠，兩腿仍伸直，腳跟拔起；同時，兩拳變掌向上伸出，兩臂自然伸直，掌心相對；眼平視前方。

隨著呼氣，鬆腹鬆肛，腳跟落地；同時，兩臂內旋，兩掌從身體兩側下落於體側成併步站立勢；眼平視前方。

3、5、7同1；4、6、8同2。

---

| 小知識 | 要得一身安，淡食勝靈丹。 ──《養生必讀》<br>（編者註：是指人要健康，宜基本吃素。） |

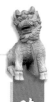

練功次數：共做兩個８拍。

要點提示：

　　１.做第一拍時，要一吸一呼，呼氣握拳時，中衝穴點摳勞宮穴。

　　２.做第二拍時，腳跟拔起和落地與手之上伸和下落協調一致。

　　３.呼氣時輕吐「噓」音。

　　４.意守丹田或勞宮。

　　５.該勢速度尚可放慢一倍進行。

# 第二式　行者蹲坐

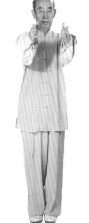

第一個８拍：

　　１.隨著吸氣，提肛調襠，兩腿伸直；同時，兩掌前擺至與肩平，掌心相對；眼看兩掌。

| 名稱內涵<br>行者蹲坐 | 　　「行者」，是武松的綽號，武松勇猛剛烈，曾在景陽岡打虎，顯示了英雄本色。後因遭惡勢力迫害，進行了勇敢頑強的反抗。參加梁山農民起義軍後，曾反對招安，是深受人民喜愛的藝術形象。<br>　　「行者蹲坐」一勢，是借喻武松習武，強身健體的故事，勉勵中老年人、體弱多病者奮發努力，取得健康長壽之效果。 |
| --- | --- |

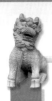

疏筋壯骨功

第二套

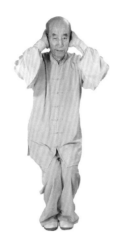

繼而，兩腿半蹲，兩膝相靠；同時，兩臂屈肘，兩掌心掩耳，掌指朝後；眼平視前方。

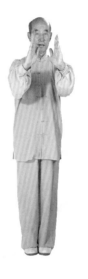

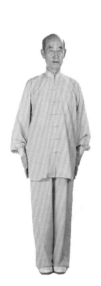

2.隨著吸氣，提肛調襠，兩腿逐漸伸直；同時，兩掌向前、向下落於體側成併步站立勢；眼平視前方。

3、5、7同1；4、6、8同2。

小知識　心欲實，令少思。肝欲平，即勿怒。——《黃帝內經》

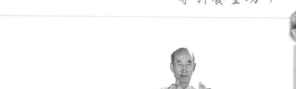

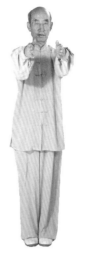

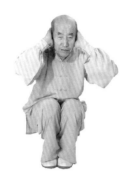

第二個８拍同第一個８
拍。唯兩腿半蹲變成全蹲。

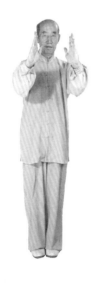

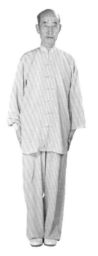

飽食即臥，乃生百病，不消成積聚。——《千金要方》

練功次數：共做兩個８拍。

要點提示：

　　１.做第一個８拍之第一拍兩腿下蹲時，兩膝宜相靠，鬆腰斂臀，上體中正。

　　２.做第一個８拍之第二拍時，百會上頂帶動整體身軀直起。

　　３.做第二個８拍之第一拍兩腿全蹲時，兩膝宜相靠，腳跟不得提起。

　　４.做第二個８拍之第二拍時，百會亦要上頂，促使身體中正安舒。

　　５.輕吐「吹」音。

　　６.意守丹田或湧泉。

## 第三式　蜘蛛垂簾

　　１.隨吸氣，提肛調襠，兩腳併攏，兩腿伸直；同時，上體向左傾斜，左掌貼腿下伸，右臂屈肘屈腕往上提，右勾手置於右腋下；眼向前看。

| | |
|---|---|
| 名稱内涵　蜘蛛垂簾 | 　　「蜘蛛」，節肢動物綱，它吐絲結網，用來捕捉飛蟲充饑。蜘蛛也是一種吉祥物，民間有蜘蛛報喜的說法。如：一個蜘蛛懸掛在一根絲上，表示喜從天降。<br>　　疏筋壯骨功其（第二套）中的「身體側傾」，一隻手向腋下彎屈；另一隻手沿腿下滑，猶如「蜘蛛垂簾」一般，故得名。 |

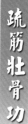

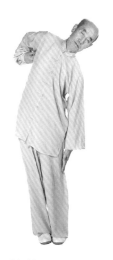

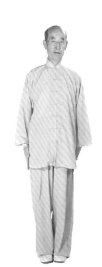

2.隨著呼氣，鬆腹鬆肛，上體直起；同時，右勾手變掌貼身下落，左掌貼腿上移還原成併步站立勢；眼平視前方。

第二套

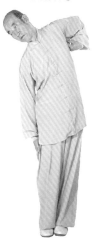

3.隨著吸氣，提肛調襠，兩腳併攏，兩腿伸直；同時，上體向右傾斜，右掌貼腿下伸，左臂屈肘屈腕上提，左勾手置於左腋下；眼向前看。

小知識　飯後不宜飲水，飽食不可疾走。　——《養生要集》

第二套

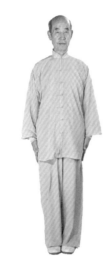

4.隨著呼氣，鬆腹鬆肛，上體直起；同時，左勾手變掌貼身下落，右掌貼腿上移還原成併步站立勢；眼平視前方。

5、7同1；6、8同2。唯左右交換做動作。

練功次數：共做兩個8拍。

要點提示：

1.上體向左或向右側傾斜時，幅度宜逐漸加大，兩腿不得彎屈。

2.整個動作宜做細勻、深長的腹式呼吸，呼氣時輕吐「吹」音。

3.意守命門。

# 第四式　上宣下暢

| 名稱內涵<br>上宣下暢 | 「上宣下暢」一詞，引自明·方孝儒《遜志齋集·鼻對》，該文採用擬人化的手法，以「鼻」的一番對話，透由「上宣下暢，無所凝滯」說明養身之法和治國之道。<br>　　該處之「上宣」，是指疏導頭面部之手、足三陽經脈；「下暢」，是指通利足三陰和足三陽經脈。從而榮養肌肉，強壯筋骨，充盛腎氣，精盈髓足；心得命門之助，有效地發揮心主神明的作用，使全身精神煥發。 |

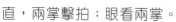

1.隨著吸氣，提肛調襠，兩腿伸直，舒胸展體；同時，兩臂外旋，兩掌分別從體側向上擺至頭上，兩臂伸直，兩掌擊拍；眼看兩掌。

疏筋壯骨功

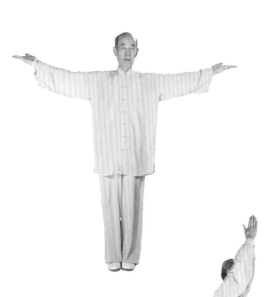

第二套

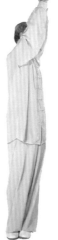

2.隨著呼氣，鬆腹鬆肛，兩腿伸直，兩掌合十，身體左轉；眼向左平視。

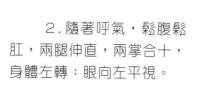

食不欲急，急則損脾，法當熟嚼令細。——《醫說》

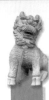

疏筋壯骨功

第二套

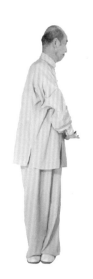

不停，身體側傾（向左側躬身）；同時，兩手十指交叉下按觸地；稍抬頭。

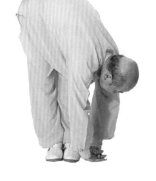

3.隨著吸氣，提肛調襠，兩腿仍伸直，身體向右轉正，兩掌心觸地；稍抬頭。

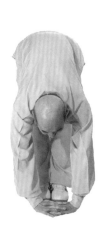

小知識　暮不遠行：終身之忌，暮常護氣。──《修真秘訣》

疏筋壯骨功

4.隨著呼氣，兩掌分開隨上體直起輕貼腿之前部垂於體側，還原成併步站立勢。

5、6、7、8同1、2、3、4，唯左右交換做動作。

第二個8拍同第一個8拍。

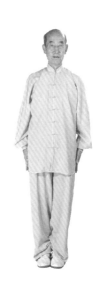

練功次數：共做兩個8拍。

要點提示：

1.做第一拍時，兩臂伸直，頭頸後仰因人而異；兩掌擊拍時，宜清脆響亮。

2.做第二拍時，轉體的幅度因人而異，特別是年老體弱、病患者做此動作時，應本著循序漸進的原則。

3.嚴重高血壓患者練習此勢時，一定要將動作難度降低，向側和向前躬身時，呈水平即可，並將頭抬起。

4.做細勻深長的腹式呼吸，呼氣時輕吐「吹」音。

5.意守命門。

## 第五式　靈貓戲尾

| 名稱內涵　靈貓戲尾 | 貓：哺乳綱，貓科。趾底有脂肪質肉墊，因而行走時無聲，性馴良，聰明伶俐，喜捕捉鼠類。<br>疏筋壯骨功（第二套）中的「靈貓戲尾」，是指貓以柔軟的身軀、靈活的頭頸、左右轉動與尾相戲之意。 |

第二套

疏筋壯骨功

第二套

1.隨著吸氣,提肛調襠,重心移於右腳,右腿彎屈,左腳跟提起,繼而左腳向左開一大步(相當於本人之三腳長),腳尖朝前,隨之將重心移至兩腳之間,兩腿伸直;同時,兩臂外旋,兩掌前擺至與肩平,兩掌之間距離與肩同寬;眼兼視兩掌。

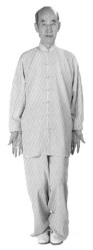

2.隨著呼氣,鬆腹鬆肛,兩腿下蹲成馬步;同時,左掌握拳隨上體左轉用拳背貼於尾骨尖端處,右掌隨右臂內旋蓋於左腿髀關穴上(髀關:屬足陽明胃經穴,在髂前上棘與髕骨外緣連線上,平臀溝處),向左轉頭;眼之餘光看左拳。

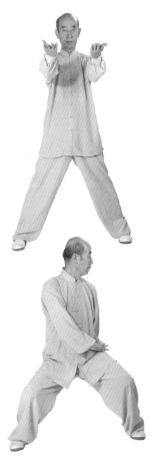

小知識　憂恐忿怒傷氣,氣傷臟,乃臟病。——《黃帝內經》

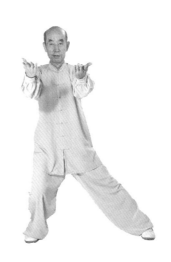

3.隨著吸氣，提肛調
襠，上體右轉，重心移至右
腳成左橫襠步，右腿彎屈，
左腿伸直；同時，右臂向外
旋，右掌弧形前擺至身前，
掌心朝上，高與肩平；左臂
亦外旋，左拳變掌弧形前擺
至身前，掌心朝上，高與肩
平，兩掌間距離與肩同寬；
眼看雙掌。

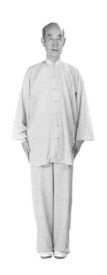

4.隨著呼氣，鬆腹鬆肛，
左腳向右腳併步，兩腿由屈逐漸
伸直；同時，兩臂內旋，兩掌下
落垂於體側成併步站立勢；眼平
視前方。

5、6、7、8同1、2、
3、4，唯左右腳、左右手交換
做動作。

第二個8拍同第一個8拍。

| 小知識 | 江海之所以能為百谷王（百川所歸往），以其善下之，故能為百谷王。說的是江海之所以是一切流水的匯往，因為它善於處於下游，故能成為一切流水的聚匯處。———《道德經·六十六章》 |
| --- | --- |

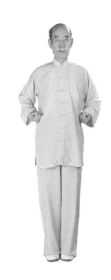

疏筋壯骨功

第二套

練功次數：

共做兩個8拍。第二個8拍的第8拍，兩手握拳收於腰側，少商與商陽相接。

要點提示：

1.做第一拍時，應先穩定好重心，再開步擺掌。

2.做第二拍下蹲成馬步時，不跪膝、不展膝、不靠膝，上體定要保持中正。

3.做第三拍時，按在髀關之手宜隨身體轉動稍提前前擺，繼而左拳變掌順勢跟隨。

4.做第四拍時，周身放鬆，協調自然。

5.細勻、深長的腹式呼吸，呼氣時輕吐「吹」音。

6.意守命門。

7.有助於發展下肢力量、柔韌和協調性等。

# 第六式　丹鳳朝陽

丹鳳
朝陽　名稱內涵

丹鳳，即鳳凰。傳說是一種瑞鳥，古稱百鳥之長，百禽之王，與龍、龜、麟合稱四靈。是中國傳統文化中一個極為重要的組成部分。

朝陽，是指早晨的太陽。例如：「旭日東昇，祥光映堂」。一隻鳳凰曲頸迎日眺望東方，真乃一派吉祥景象，故將「疏筋壯骨功（第二套）」中的左右轉頭、插、穿、亮掌之勢，命名為「丹鳳朝陽」。

疏筋壯骨功

1.隨著吸氣，提肛調襠，身體右轉，重心右移，右腿彎屈，左腳向左側撤步，腳尖內扣：同時，左拳變掌，向右前上方伸出，掌心朝上，高與眼平；眼看左掌。

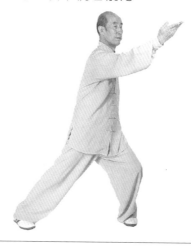

不停，身體左轉，左腳掌碾地使腳尖朝前，左腿彎屈，右腿伸直成右橫襠步；同時，左掌隨身體左轉上架於頭的左前上方；眼平視右前方。

第二套

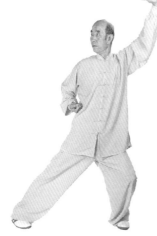

2.隨著呼氣，鬆腹鬆肛，身體左轉，右腳跟側蹬使腳尖斜朝前；同時，左掌向外劃弧下落握拳收於左腰側，拳心朝上；同時，右拳變掌，向左前上方伸出，掌心朝上，高與眼平；眼看右掌。

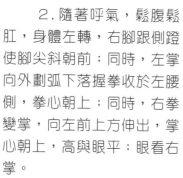

小知識　忍怒以全陰氣，抑喜以養陽氣。——《抱朴子內篇》

疏筋壯骨功

第二套

不停，重心右移，右腳跟內旋使腳尖朝前，右腿彎屈，左腿伸直成左橫檔步；同時，右掌橫架於頭的右前上方；眼平視左前方。

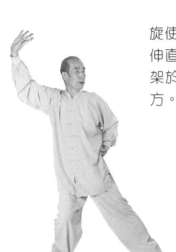

3.隨著吸氣，提肛調襠，身體右轉，左腳跟側蹬使腳尖斜朝前，右腿彎屈，左腿伸直；同時，右掌向外劃弧下落握拳收於右腰側，拳心朝上；左拳變掌，向右前上方伸出，掌心朝上，高與眼平；眼看左掌。

小知識　我（指「道」）有三寶，持而保之：一曰慈，二曰儉，三曰不敢為天下先。其意是說，道有三件寶貝，應該掌握好且保全好。三寶是，一慈愛，二儉嗇，三不敢居於天下人的前面。　——《道德經‧六十七章》

不停，身體左轉，重心左移，左腳跟內旋使腳尖朝前，左腿彎屈，右腿伸直；同時，左掌橫架於頭的左前上方；眼向右前方看。

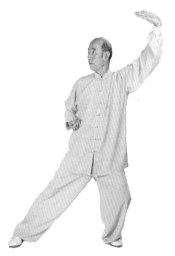

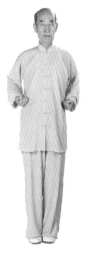

4.重心移至右腳，右腿半蹲，左腳向右腳併攏，兩腿由屈逐漸伸直；同時，左掌向外劃弧下落收於左腰側，拳心朝上；眼平視前方。

5、6、7、8同1、2、3、4。

第二個8拍同第一個8拍。

練功次數：共做兩個8拍。

要點提示：

1.整個動作以腰帶動兩臂。體現出：「力發始於軸（腰），根基腳下求，中氣貫周身，內力達於手」的特色。

2.初學者，做該動作時，如與呼吸不好配合，應取於自然。

| 小知識 | 步主筋，步則筋舒而四肢健。 ——《老老恒言》 |

疏筋壯骨功

3. 深長的腹式呼吸，呼氣時，輕吐「呬」音。
4. 意守丹田。

# 第七式　蟾宮折桂

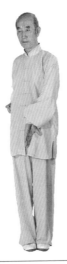

第二套

1. 接上勢，隨著吸氣，提肛調襠，兩腿伸直，身體稍右轉，重心偏於右腳；同時，左拳變掌隨左臂內旋向下伸至襠前；眼平視右前方。

名稱內涵
蟾宮折桂

科舉時稱登科為「蟾宮折桂」。

蟾宮：即月宮。傳說月亮中有蟾蜍，故稱。李俊民《中秋》詩：「鮫室影寒珠有淚，蟾宮風散桂飄香。」李中《送黃秀才》詩：「蟾宮須展志，漁艇莫牽心。」

折桂：語出《晉書‧郤詵傳》：「累遷雍州刺史，武帝於東堂會送」，問詵曰：「卿自以為如何？」詵對曰：「臣舉賢良對策，為天下第一，猶桂林之一枝，昆山之片玉。」後因以「折桂」比喻科舉及第。

溫庭筠《春日將欲東歸寄新及第苗紳先輩》詩：「猶喜故人先折桂，自憐羈客尚飄香。」

在此處是借用「蟾宮折桂」的故事來說明：① 有志之士，經過艱苦努力，發憤讀書，歷經曲折，終於及第。 ② 以臂、腕、指的旋轉纏繞，暢通手三陰和手三陽經脈，從而取得對臂痛、肘病、腕疾（五十肩、網球肘、乒乓腕）等防治的效果。

動作不停，身體左轉；同時，左掌沿任脈上提摩運至膻中穴；眼平視左前方。

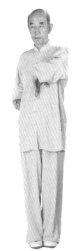

動作仍不停，右腿下蹲，左腳向左前方上步成左虛步，腳尖蹺起；同時，左掌仍隨左臂內旋上舉至面前，左肘下沈，掌心朝上，掌指朝面；眼看左掌。

2.隨著呼氣，鬆腹鬆肛，重心前移成左弓步；同時，左掌向左前上方提腕勾摘（提腕成勾手）；眼看左勾手。

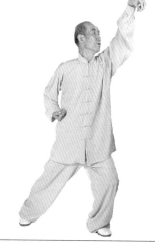

| 小知識 | 子曰：「己所不欲，勿施於人」。其意是講自己不希望得到的，不要施加給別人。<br>——《論語・衛靈公第十五章》 |
| --- | --- |

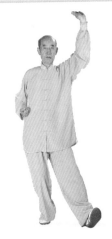
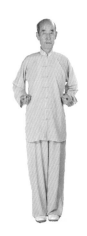
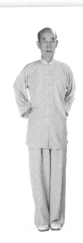

疏筋壯骨功

第二套

　　3.隨著吸氣，提肛調襠，重心後移，身體先稍左轉、後向右轉正；同時，左勾手變掌隨左臂稍上移外旋向前、向外旋轉使掌心朝上，掌指朝後；眼先隨手動之後轉向前方。

　　4.隨著呼氣，鬆腹鬆肛，左腳向右腳併攏，兩腿由屈逐漸伸直；同時，左掌經身前下落握拳收於腰側；眼平視前方。

　　5、6、7、8同1、2、3、4。唯身體右轉，右腳上步做動作。

練功次數：共做兩個8拍。第二個8拍的第8拍，兩手插腰拇指在後置於腎俞（腎俞：屬足太陽膀胱經穴，在第二腰椎棘突下，旁開1.5寸處）。

要點提示：

　　1.整個動作要虛實分明，由虛步變成弓步時，要連貫協調。

　　2.旋臂、旋腕之幅度，既宜充分，又靈活不滯。

　　3.動作與細勻深長的腹式呼吸相結合，呼氣時輕吐「呼」音。

　　4.意守丹田或太淵。

| 小知識 | 　　子曰：「君子病（擔心）無能焉，不病人之不己知（實為不知己）也。」孔子說，君子只是擔心自己沒有能力，不擔心別人不瞭解自己。 |

# 第八式　朱衣點頭

疏筋壯骨功

第一個8拍：

　　1.隨著吸氣，提肛調襠，兩手拇指腹放鬆；同時，將頭徐徐後仰至最大限度；眼看天空。

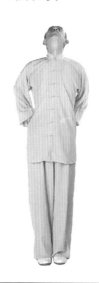

第二套

朱衣點頭 名稱內涵

　　典出自明·陳耀文《天中記》卷三十八引《侯鯖錄》：歐陽修知貢舉日，每遇考試卷，坐後常覺一朱衣人時複點頭，然後其文入格……始疑侍吏，乃回顧之，一無所見。因語其事於同列，為之三歎。嘗有句云：「唯願朱衣一點頭。」

　　袁立言主編在《中華典故》譯文曰：宋代詩人歐陽修（西元1007～1072），西元1030年他考中進士。在他做主考官時，每當科舉考試後閱讀考生的卷子，經常覺得自己的坐位後邊站著一個穿紅衣服的人，時時點頭。凡是他點了頭的卷子，必定合格。開始時，歐陽修懷疑侍吏在背後搗鬼。待他回頭看時，卻空無一人。他把這件事對同僚說了，大家不免為之再三感歎。所以，後來曾有人吟下這樣的詩句：「唯願朱衣一點頭。」

　　「朱衣點頭」就是這個故事的由來。人們用其表示文章被考官看中入選。

　　該套路中的「朱衣點頭」，是透過頭頸部的後仰、前點和旋轉，以刺激督脈之上的「大椎」穴和奇穴「定喘」，起到宣肺平喘、益氣通陽，提高人體抵抗力和鬆弛頸項部的肌肉，滑利其關節，從而在一定程度上取得防治頸項疾患的效果。

疏筋壯骨功

第二套

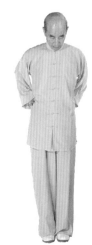

2.隨著呼氣，鬆腹鬆肛，兩手拇指腹點按腎俞；同時，將頭向前、向下連續點頭兩次；眼看大地。

3、5、7同1；4、6、8同2。

**第二個8拍：**

1.隨著吸氣，提肛調襠；兩手插腰，拇指放鬆；同時，將頭徐徐豎起；眼平視前方。

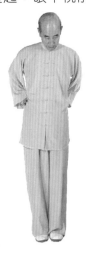

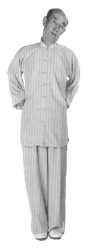

2.隨著呼氣，鬆腹鬆肛；兩手拇指腹點按腎俞；同時，頭頭由左、向下繞至正前方成低垂勢；眼看大地。

半醉酒，獨自宿；軟枕頭，暖蓋足；能息心，自冥目。
　　　　　　　　　　　　　　　　——《千金要方》

62

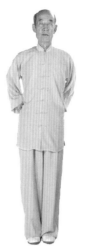

3.隨著吸氣，提肛調襠；兩手拇指腹放鬆；同時，將頭徐徐豎直；眼平視前方。

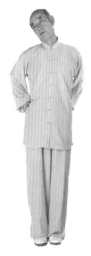

4.隨著呼氣，鬆腹鬆肛；兩手拇指腹點按腎俞；同時，頭頸由右、向下繞至正前方成低垂勢；眼看大地。

5、7同1；6、8同2。

練功次數：共做兩個8拍。

要點提示：

1.仰面時不仰體，低頭時不躬身，轉頸時頸部宜放鬆，旋轉之幅度因人而異。

2.動作與細勻、深長的腹式呼吸相配合，呼氣時輕吐「呼」音。

3.意守大椎。

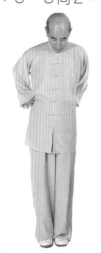

> **小知識**　夫人春時暑月，欲得晚眠早起；秋欲早眠早起；冬欲早眠晏起。早不宜在雞鳴前，晚不宜在日出後。
> ——《保生要錄》

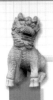

疏筋壯骨功

第二套

# 收　勢

1.頭頸豎直：同時，將兩手垂於體側成併步站立勢；眼平視前方。

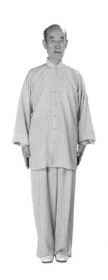

2.將兩手疊於氣海，男性左手在裏；女性右手在裏。稍停片刻，將兩手垂於體側，以怡然自得的心情緩緩收功。

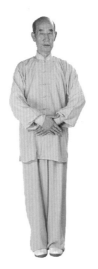 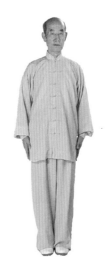

小知識　　落枕的簡易點穴療法？
　　落枕多是由睡眠頭部姿勢不當，局部受寒或輕度扭傷引起。其治療取穴：（1）阿是穴（2）落枕穴，位於手背第二、三掌骨之間，掌指關節後0.5寸處。

五、連續套路示範及經絡圖

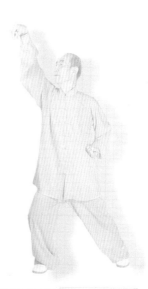

疏筋壯骨功

# 疏筋壯骨功(第一套)功法

**功前準備：**
併步站立，周身放鬆，氣定神斂，思想集中，怡然自得，準備練功。

**要點提示：**
1. 兩手疊於丹田，男、女均左手在裏。
2. 默念完畢，將兩手垂於體側；眼平視前方。

**默念練功口訣：**
夜闌人靜萬慮拋，意守丹田封七竅。
呼吸徐緩搭鵲橋，身輕如燕飄雲霄。

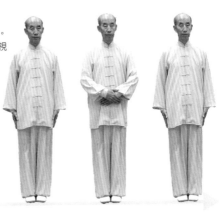

連續示範

第一式　頸項爭力

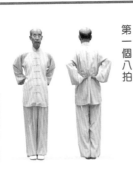

第一個八拍

1　2

3→4同1→2，唯頭向右轉做動作。

5　6

8　7

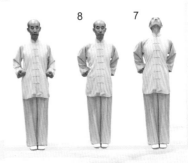

練功次數：① 共做四個8拍，第四個8拍的第8拍，兩手握拳抱於腰側，拳心向上，中衝穴點勞宮穴。② 可做兩個8拍。其做法是：第一個8拍同前；第二個8拍之前4拍，由右向左旋轉一周；後4拍，由左向右旋轉一周。

疏筋壯骨功

連續示範

第二式　腦後推碑

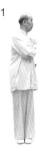 1

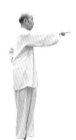 2

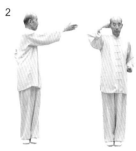

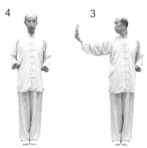 4

3

練功次數：共做二個８拍。

5→8同1→4，唯身體向右轉，左右手交換做動作。

第三式　犀牛望月

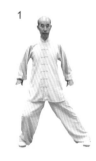 1

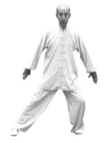 2

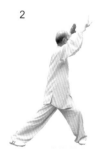

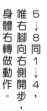 4

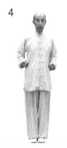 3

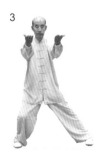

練功次數：共做二個8拍。

5→8同1→4，唯右腳向右側開步，身體右轉做動作。

疏筋壯骨功

第四式 躬身撢靴

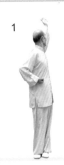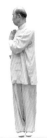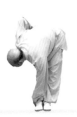

5↓8同1↓4，唯身體右轉，右拳變掌做動作。

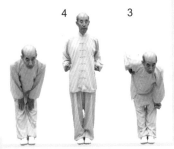

練功次數：共做二個8拍，最後一個8拍的第8拍，兩拳同時變掌分別扶在兩膝鶴頂穴上，兩腿伸直；眼看前下方。

---

連續示範

第五式 仙鶴揉膝

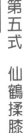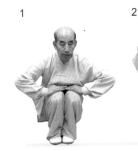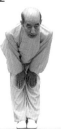

3、5、7同1；4、6、8同2。

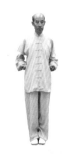

練功次數：① 可以做四個8拍，最後一個8拍的第8拍，身體直立，兩掌握拳抱於腰側，拳心向上；眼平視前方。
② 可以做兩個8拍，其做法是：第一個8拍同前；第二個8拍之前四拍，雙膝同向由左向右旋轉二周；後四拍由右向左旋轉二周。

第二個8拍：兩腿由內向外轉膝，兩掌勞宮穴捻揉鶴頂穴。

1、3、5、7轉膝，兩腿彎屈；2、4、6、8兩腿伸直，兩掌向後按鶴頂穴；眼看前下方（圖略）。

第三個8拍：同第二個8拍，唯兩腿由外向內轉膝，兩掌勞宮穴捻揉鶴頂穴。

1、3、5、7轉膝，兩腿彎屈，2、4、6、8兩腿伸直，兩掌向後按鶴頂穴；眼看前下方（圖略）。

第四個8拍：前四拍兩膝併緊做順時針方向的轉膝，每兩拍轉膝一周；後四拍兩膝併緊做逆時針轉膝，每兩拍轉膝一周。每轉膝一周均有一個直腿、屈膝、旋轉、伸膝的過程。

第六式

雙龍戲水

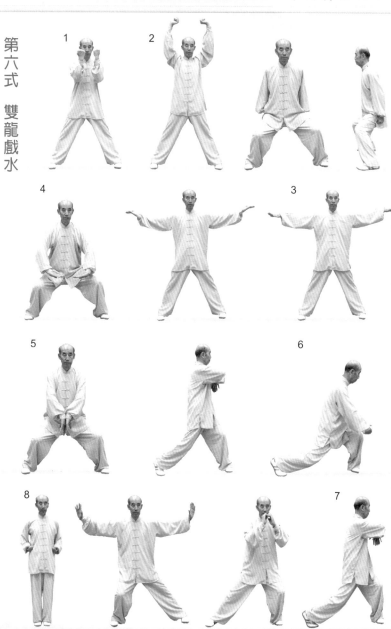

第二個八拍同第一個8拍，唯右腳向右側開步做動作。

練功次數：共做二個8拍。

疏筋壯骨功

第七式　鳳凰旋窩

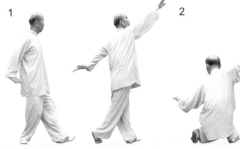

1

2

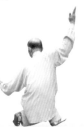

3

練功次數：共做二個８拍，最後一個８拍的第８拍還原成併步站立勢，兩掌從兩側收至腿側，掌指朝下；眼平視前方。

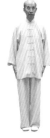

5→8同1→4，唯右腳向右側開步，左右手交換做動作。

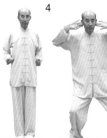

4

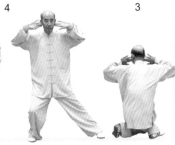

連續示範

第八式　金雞報曉

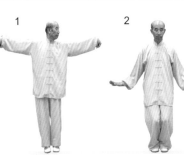

1

2

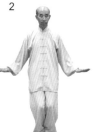

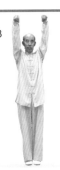

3

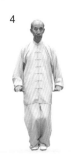

4

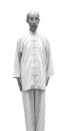

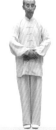

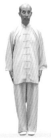

練功次數：一共做二個８拍，最後一個８拍的第８拍，兩腿由屈緩緩伸直；同時，兩掌垂於體側，繼而疊於丹田，男性左手在裏，女性右手在裏，稍停片刻後，將兩手垂於體側成併步站立勢。

5→8同1→4，唯左右交換做動作。

# 疏筋壯骨功(第二套)功法

功前準備：
　　併步站立，周身放鬆，氣定神斂，思想集中，怡然自得，準備練功：眼平視前方。

要點提示：
　　1.兩手疊於丹田，男、女均左手在裏。
　　2.默念完畢，將兩手垂於體側；眼平視前方。

默念練功口訣：
　　夜闌人靜萬慮拋，意守丹田封七竅。
　　呼吸徐緩搭鵲橋，身輕如燕飄雲霄。

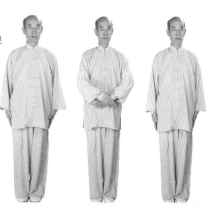

第一式 步步登高

1

2

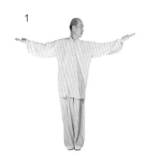
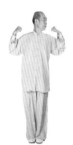

練功次數：共做兩個8拍。
要點提示：
　　1.做第一拍時，要一吸一呼，呼氣握拳時，中衝穴點摳勞宮穴。
　　2.做第二拍時，腳跟拔起和落地與手之上伸和下落協調一致。
　　3.呼氣時輕吐「噓」音。
　　4.意守丹田或勞宮。
　　5.該勢速度尚可放慢一倍進行。

4、6、8同2。

3、5、7同1：

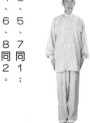
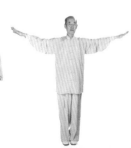

疏筋壯骨功

第二式　行者蹲坐

第一個八拍

1

2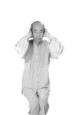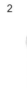

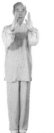 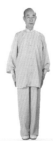

3、5、7同1；
4、6、8同2。

練功次數：共做兩個8拍。

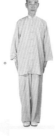 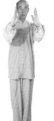 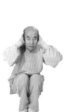 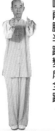

第二個8拍同第一個8拍。唯兩腿半蹲變成全蹲。

第三式　蜘蛛垂簾

1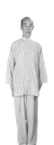

2

3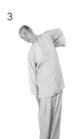

4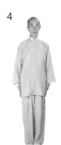

5、7同1；
6、8同2。唯左右交換做動作。

練功次數：共做兩個8拍。

要點提示：

1.上體向左或向右側傾斜時，幅度宜逐漸加大，兩腿不得彎屈。

2.整個動作宜做細勻、深長的腹式呼吸，呼氣時輕吐「吹」音。

3.意守命門。

疏筋壯骨功

連續示範

## 第四式 上宣下暢

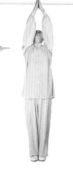
1

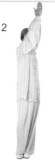
2

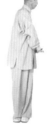
3

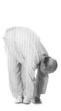
4

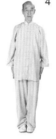

第二個 8 拍同第一個 8 拍。

唯左右交換做動作。

5、6、7、8 同
1、2、3、4，

練功次數：共做兩個 8 拍。

## 第五式 靈貓戲尾

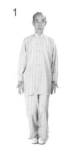
1

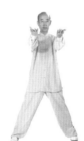
2

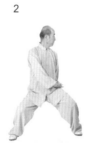
3

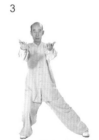

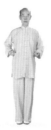

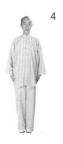
4

第二個 8 拍同第一個 8 拍。

唯左右腳、左右手交換做動作。

5、6、7、8 同
1、2、3、4，

練功次數：共做兩個 8 拍。
第二個 8 拍的第 8 拍，兩手
握拳收於腰側，少商與商陽
相接。

## 疏筋壯骨功

### 第六式　丹鳳朝陽

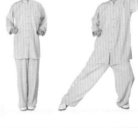
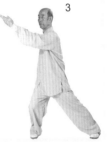

練功次數：共做兩個8拍。

第二個8拍同第一個8拍。

5、6、7、8同1、2、3、4。

### 連續示範

### 第七式　蟾宮折桂

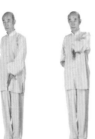
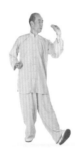
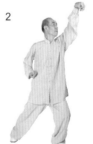
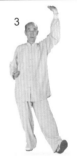

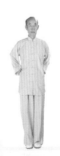
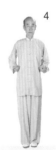

練功次數：共做兩個8拍。第二個8拍的第8拍，兩手插腰拇指在後置於腎俞（腎俞：屬足太陽膀胱經穴，在第二腰椎棘突下，旁開1.5寸處）。

5、6、7、8同1、2、3、4。唯身體右轉，右腳上步做動作。

疏筋壯骨功

第八式　朱衣點頭

第一個八拍

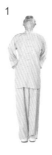
1

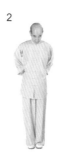
2

第二個八拍

3、5、7同1；
4、6、8同2。

1

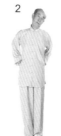
2

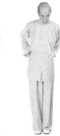

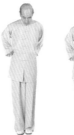

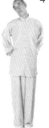
4

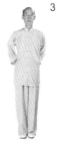
3

練功次數：共做兩個8拍。
要點提示：
　　1.仰面時不仰體，低頭時不躬身，轉頭時頸部宜放鬆，旋轉之幅度因人而異。
　　2.動作與細勻、深長的腹式呼吸相配合，呼氣時輕吐「呼」音。
　　3.意守大椎。

連續示範

收勢

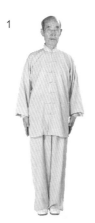
1

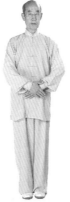
2

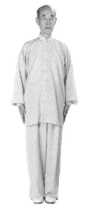

疏筋壯骨功

經絡圖

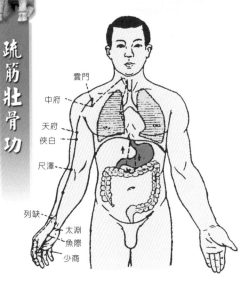

雲門
中府
天府
俠白
尺澤
列缺
太淵
魚際
少商

**1.手太陰肺經**

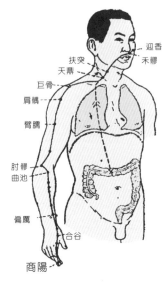

迎香
禾髎
扶突
天鼎
巨骨
肩髃
臂臑
肘髎
曲池
偏厲
合谷
商陽

**2.手陽明大腸經**

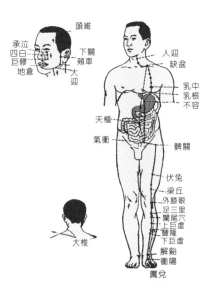

頭維
承泣
四白
巨髎
地倉
下關
頰車
大迎
人迎
缺盆
乳中
乳根
不容
天樞
氣衝
髀關
伏兔
梁丘
外膝眼
足三里
上巨虛
條口
豐隆
下巨虛
解谿
衝陽
厲兌
大椎

**3.足陽明胃經**

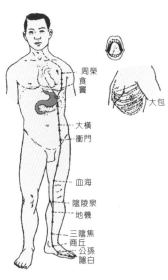

周榮
食竇
大包
大橫
衝門
血海
陰陵泉
地機
三陰交
商丘
公孫
隱白

**4.足太陰脾經**

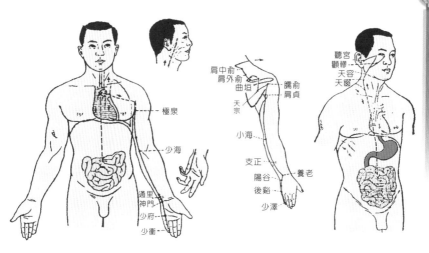

5.手少陰心經　　　　　　6.手太陽小腸經

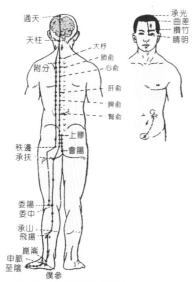 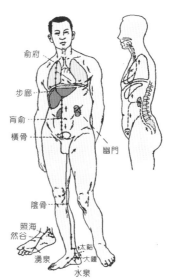

7.足太陰膀胱經經　　　　8.足少陰腎經

疏筋壯骨功

經絡圖

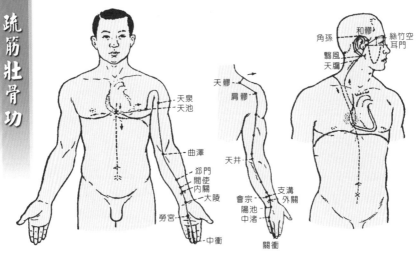

天泉
天池
曲澤
郄門
間使
內關
大陵
勞宮
中衝

天髎
肩髎
天井
會宗
陽池
中渚
關衝
支溝
外關

角孫
翳風
天牖
和髎
絲竹空
耳門

9.手厥陰心包經　　　　2.手少陰三焦經

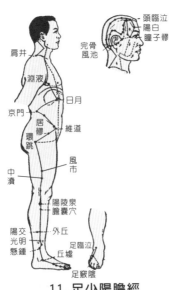

肩井
淵液
京門
居髎
環跳
中瀆
陽交
光明
懸鍾
完骨
風池
日月
維道
風市
陽陵泉
膽囊穴
外丘
足臨泣
丘墟
足竅陰
頭臨泣
陽白
瞳子髎

11.足少陽膽經

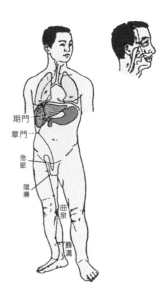

期門
章門
急脈
陰廉
曲泉
蠡溝

12.足厥陰肝經

# 導引養生功 系列叢書

- ◎ **1.** 疏筋壯骨功
- ◎ **2.** 導引保健功
- ◎ **3.** 頤身九段錦
- ◎ **4.** 九九還童功
- ◎ **5.** 舒心平血功
- ◎ **6.** 益氣養肺功
- ◎ **7.** 養生太極扇
- ◎ **8.** 養生太極棒
- ◎ **9.** 導引養生形體詩韻
- ◎ **10.** 四十九式經絡動功

陸續出版敬請期待

張廣德養生著作

每冊定價350元

全系列為彩色圖解附教學光碟

# 古今養生保健法 強身健體增加身體免疫力

# 養生保健 系列叢書

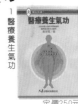

1 醫療養生氣功
醫療養生氣功
定價250元

2 中國氣功圖譜
中國氣功圖譜
定價250元

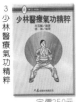

3 少林醫療氣功精粹
少林醫療氣功精粹
定價250元

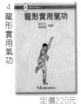

4 龍形實用氣功
龍形實用氣功
定價220元

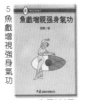

5 魚戲增視強身氣功
魚戲增視強身氣功
定價220元

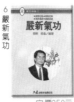

6 嚴新氣功
嚴新氣功
定價250元

7 道家玄牝氣功
道家玄牝氣功
定價200元

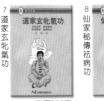

8 仙家秘傳祛病功
仙家秘傳祛病功
定價160元

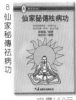

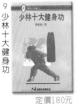

9 少林十大健身功
少林十大健身功
定價180元

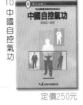

10 中國自控氣功
中國自控氣功
定價250元

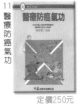

11 醫療防癌氣功
醫療防癌氣功
定價250元

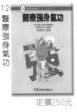

12 醫療強身氣功
醫療強身氣功
定價250元

13 醫療點穴氣功
醫療點穴氣功
定價250元

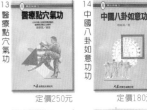

14 中國八卦如意功
中國八卦如意功
定價180元

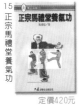

15 正宗馬禮堂養氣功
正宗馬禮堂養氣功
定價420元

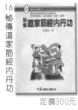

16 秘傳道家筋經內丹功
秘傳道家筋經內丹功
定價300元

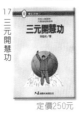

17 三元開慧功
三元開慧功
定價250元

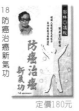

18 防癌治癌新氣功
防癌治癌新氣功
定價180元

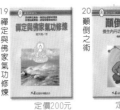

19 禪定與佛家氣功修煉
禪定與佛家氣功修煉
定價200元

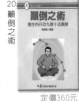

20 顛倒之術
顛倒之術
定價360元

21 簡明氣功辭典
簡明氣功辭典
定價360元

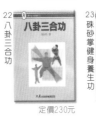

22 八卦三合功
八卦三合功
定價230元

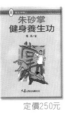

23 硃砂掌健身養生功
硃砂掌健身養生功
定價250元

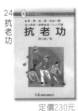

24 抗老功
抗老功
定價230元

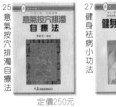

25 意氣按穴排濁自療法
意氣按穴排濁自療法
定價250元

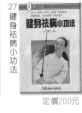

27 健身祛病小功法
健身祛病小功法
定價200元

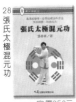

28 張氏太極混元功
張氏太極混元功
定價250元

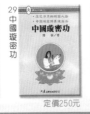

29 中國璇密功
中國璇密功
定價250元

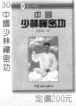

30 中國少林禪密功
中國少林禪密功
定價200元

31 郭林新氣功
郭林新氣功
定價400元

32 八卦之源與健身養生
八卦之源與健身養生
定價280元

33 現代原始氣功1
現代原始氣功
定價400元

# 推理文學經典巨著，中文版正式授權

## 名偵探明智小五郎與怪盜的挑戰與鬥智
## 名偵探柯南、金田一都讚嘆不已

# 日本推理小說鼻祖—江戶川亂步

1894年10月21日出生於日本三重縣名張〈現在的名張市〉。本名平井太郎。
就讀於早稻田大學時就曾經閱讀許多英、美的推理小說。
畢業之後曾經任職於貿易公司，也曾經擔任舊書商、新聞記者等各種工作。
1923年4月，在『新青年』中發表「二錢銅幣」。
筆名江戶川亂步是根據推理小說的始祖艾德嘉‧亞藍波而取的。
後來致力於創作許多推理小說。
1936年配合「少年俱樂部」的要求所寫的『怪盜二十面相』極受人歡迎，
陸續發表『少年偵探團』、『妖怪博士』共26集……等
適合少年、少女閱讀的作品。

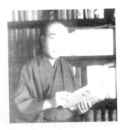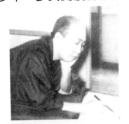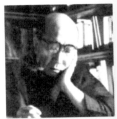

## 1 ～ 3 集　定價300元　試閱特價189元

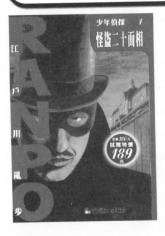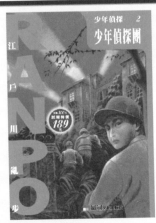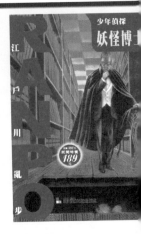